# Kontrollieren Sie Ihren Blutzuckerspiegel

*Leonard Dalton*

Kontrollieren Sie Ihren Blutzuckerspiegel

# Inhalt

Unterstützungssysteme für die langfristige Blutzuckerkontrolle und Selbstfürsorge

Kapitel 7

Überlegungen zu einem ausgeglichenen und erfüllten Leben als Diabetiker

Abschluss

# Einführung

„Kontrollieren Sie Ihren Blutzuckerspiegel" soll Ihr ultimatives Nachschlagewerk sein, um Ihren Blutzuckerspiegel zu verstehen und richtig zu kontrollieren. Ganz gleich, ob Sie an Diabetes oder Prädiabetes leiden oder einfach nur ein gesundes Leben führen möchten: Die Informationen auf diesen Seiten helfen Ihnen dabei, die Kontrolle über Ihre Gesundheit zu übernehmen.

In der heutigen schnelllebigen Welt, in der verarbeitete Mahlzeiten und ein sitzendes Leben die Norm sind, ist es wichtig, unserer Gesundheit Priorität einzuräumen, insbesondere wenn es um die Blutzuckerkontrolle geht. Hoher Blutzucker kann zu verschiedenen Gesundheitsproblemen führen, darunter Diabetes, Herzerkrankungen und Nierenprobleme. Wenn Sie jedoch die richtigen Taktiken anwenden und kluge Entscheidungen bei der Ernährung treffen, können Sie Ihr Risiko deutlich reduzieren und ein glücklicheres Leben führen.

In diesem Buch befassen wir uns mit der Wissenschaft hinter der Blutzuckerregulierung, der Wirkung verschiedener Mahlzeiten auf den Blutzucker und praktischen Empfehlungen, wie man innerhalb eines sicheren Bereichs bleibt. Sie erhalten wichtige Informationen, die Ihnen dabei helfen, fundierte Entscheidungen über Ihre Ernährung und Ihren Lebensstil zu treffen, vom Verständnis der Bedeutung von Kohlenhydraten, Proteinen und Fetten bis hin zur Erkundung der Vorteile regelmäßiger Bewegung.

Wir werden die vielen Hindernisse besprechen, mit denen Menschen bei der Kontrolle ihres Blutzuckers konfrontiert sind. Da heutzutage so viele widersprüchliche Informationen und Modediäten verfügbar sind, ist es wichtig, Fakten von Fiktionen zu unterscheiden. Wir räumen mit gängigen Mythen auf und liefern Ihnen evidenzbasierte Lösungen zur Regulierung des Blutzuckers, die sich als vorteilhaft erwiesen haben.

Dieses Buch gibt Ihnen außerdem nützliche Werkzeuge und Informationen an die Hand, die Sie auf Ihrem Weg zu einer besseren Gesundheit unterstützen. Hier finden Sie Essensplanung, Rezeptideen und Tipps zur Portionsverwaltung, die Ihnen dabei helfen, leckere, gesunde Mahlzeiten zu genießen und gleichzeitig Ihren Blutzuckerspiegel zu kontrollieren. Wir besprechen auch die Bedeutung der Überwachung und Aufzeichnung Ihres Blutzuckerspiegels, damit Sie Änderungen vornehmen und die Auswirkungen Ihrer Entscheidungen auf Ihre allgemeine Gesundheit beurteilen können.

Denken Sie daran, dass die Regulierung Ihres Blutzuckerspiegels mehr bedeutet, als nur eine strenge Diät einzuhalten oder kurzfristige Heilmittel anzuwenden. Es handelt sich um eine Änderung des Lebensstils, die sich auf Ihre langfristige Gesundheit und Ihr Wohlbefinden konzentriert. Durch die Anwendung der in diesem Buch besprochenen Ideen können Sie nicht nur Ihren Blutzuckerspiegel kontrollieren, sondern auch Ihre allgemeine Vitalität und Lebensqualität verbessern.

Begleiten Sie mich auf diesem revolutionären Weg zu optimaler Gesundheit und lernen Sie, wie Sie die Komplexität der Blutzuckerregulierung souverän bewältigen können. Begeben wir uns auf eine Reise, die zu besserer Gesundheit, mehr Energie und einer besseren Zukunft führt.

# Kapitel 1

## Blutzucker und seine Auswirkungen auf die Gesundheit verstehen

Einführung:

In diesem ersten Kapitel legen wir den Grundstein für Ihren Weg zur richtigen Regulierung Ihres Blutzuckers und zur Erhaltung Ihrer Gesundheit. Um fundierte Ernährungs- und Lebensstilentscheidungen treffen zu können, ist es wichtig, die Grundlagen des Blutzuckers, seine Bedeutung und die Variablen, die ihn steuern, zu verstehen. Werfen wir also einen Blick auf die interessante Welt des Blutzuckers und wie er sich auf Ihre allgemeine Gesundheit auswirkt.

1.1 Blutzuckerforschung:

Um die Bedeutung der Blutzuckerregulierung zu verstehen, müssen wir zunächst verstehen, was Blutzucker oder Glukose ist und wie er in unserem Körper wirkt. Glukose ist eine Form von Zucker, die als Hauptenergiequelle für unsere Zellen dient. Es stammt aus den Mahlzeiten, die wir zu uns nehmen, insbesondere aus

Kohlenhydraten, und wird durch den Blutkreislauf transportiert, um von vielen Organen und Geweben genutzt zu werden.


1.2 Funktion von Insulin:


Insulin ist für die Kontrolle des Blutzuckers unerlässlich. Insulin, das von der Bauchspeicheldrüse produziert wird, funktioniert wie ein Schlüssel, der die Zellen öffnet und Glukose in den Körper eindringen und als Brennstoff nutzen lässt. Insulin hilft auch dabei, zusätzliche Glukose in der Leber zu speichern, um sie später zu verwenden, wenn der Blutzuckerspiegel sinkt. Bei Erkrankungen wie Diabetes ist jedoch die Fähigkeit des Körpers, Insulin zu bilden oder richtig zu nutzen, beeinträchtigt, was zu einem hohen Blutzuckerspiegel führt.


1.3 Folgen eines unausgeglichenen Blutzuckers:


Wenn unser Blutzuckerspiegel dauerhaft hoch bleibt, kann dies negative Auswirkungen auf unsere Gesundheit haben. Chronisch hoher Blutzucker, der oft mit Krankheiten wie Typ-2-Diabetes in Verbindung gebracht wird, kann langfristige Schäden an Blutgefäßen, Neuronen und Organen verursachen. Dies erhöht das Risiko, an Herzerkrankungen, Schlaganfällen, Nierenproblemen, Sehverlust und anderen Folgen zu erkranken. Hypoglykämie oder ein sehr niedriger Blutzuckerspiegel kann zu Schwindel, Orientierungslosigkeit und sogar Bewusstlosigkeit führen.


1.4 Die Kontrolle des Blutzuckerspiegels ist unerlässlich:


Die Aufrechterhaltung eines gesunden Blutzuckerspiegels ist für die allgemeine Gesundheit und das Wohlbefinden von entscheidender Bedeutung. Unabhängig davon, ob Sie an Diabetes oder Prädiabetes leiden oder die Entwicklung dieser Probleme vermeiden möchten, kann die Aufrechterhaltung einer guten Blutzuckerkontrolle Ihnen dabei helfen, ein glücklicheres und angenehmeres Leben zu führen. Ein ausgeglichener Blutzucker hilft, die Energie zu steigern, das Gewicht besser zu kontrollieren, die geistige Klarheit zu verbessern und das Risiko langfristiger Probleme zu verringern.

## 1.5 Einflussfaktoren auf den Blutzucker:

Der Blutzuckerspiegel kann durch eine Vielzahl von Variablen beeinflusst werden, darunter Ernährungsgewohnheiten, körperliche Aktivität, Stresslevel, Medikamente und den allgemeinen Lebensstil. Wenn Sie diese Elemente und ihren Einfluss auf die Blutzuckerkontrolle verstehen, können Sie fundierte Entscheidungen treffen und die notwendigen Schritte unternehmen, um den Blutzuckerspiegel stabil zu halten.

## 1.6 Blutzuckerwerte und Zielbereiche:

Regelmäßige Blutzuckermessungen sind notwendig, um Ihre Fortschritte zu beurteilen und Änderungen vorzunehmen. Wir gehen auf die verschiedenen Methoden zur Überwachung des Blutzuckers ein, wie z. B. die Selbstkontrolle zu Hause und Labortests, sowie auf die Zielbereiche, die in bestimmten Szenarien erreicht werden müssen.

## Abschluss:

Sie haben einen wichtigen Schritt bei der Kontrolle Ihres Blutzuckers getan, indem Sie die Grundlagen des Blutzuckers und seine Auswirkungen auf die Gesundheit verstanden haben. In den folgenden Kapiteln befassen wir uns mit Ernährungsoptionen, Richtlinien für körperliche Aktivität und anderen Änderungen des Lebensstils, die Ihnen helfen können, Ihren Blutzucker unter Kontrolle zu bekommen und zu halten. Denken Sie daran, dass Informationen Macht bedeuten. Wenn Sie die Wissenschaft hinter der Blutzuckerkontrolle kennen, können Sie gesundheitsfördernde Entscheidungen besser treffen. Lassen Sie uns dieses aufregende Abenteuer gemeinsam fortsetzen und den Schlüssel zu einem guten Blutzuckermanagement entdecken.

**Kapitel 2**

**Die Rolle der Ernährung bei der Blutzuckerkontrolle**

Einführung:

In Kapitel 2 werden wir sehen, wie eine Ernährung Ihnen helfen kann, Ihren Blutzucker zu regulieren. Eine fundierte und bewusste Auswahl von Lebensmitteln kann einen erheblichen Einfluss auf unser Blutzuckermanagement und unsere allgemeine Gesundheit haben. Wenn Sie die Auswirkungen verschiedener Lebensmittel auf den Blutzucker verstehen und praktische Ernährungsmethoden erlernen, können Sie eine ausgewogene Ernährung aufbauen, die eine optimale Blutzuckerkontrolle fördert.

2.1 Einfluss von Kohlenhydraten:

Kohlenhydrate sind der wichtigste Makronährstoff, der einen großen Einfluss auf den Blutzucker hat. Kohlenhydrate werden in Glukose zerlegt, die in den Kreislauf gelangt und den Blutzuckerspiegel erhöht. Allerdings sind nicht alle Kohlenhydrate gleich. Wir werden die Konzepte des glykämischen Index (GI) und der glykämischen Last (GL) untersuchen, um besser zu verstehen, wie verschiedene Kohlenhydrate verdaut und absorbiert werden und wie sie sich unterschiedlich auf den Blutzucker auswirken.

## 2.2 Auswahl guter Kohlenhydrate:

Um einen stabilen Blutzuckerspiegel aufrechtzuerhalten, ist es wichtig, die Kohlenhydrate mit Bedacht auszuwählen. Wir werden darüber sprechen, wie wichtig es ist, ballaststoffreiche komplexe Kohlenhydrate wie Vollkornprodukte, Hülsenfrüchte, Obst und Gemüse zu wählen. Aufgrund ihrer verzögerten Verdauung und Absorption haben diese Kohlenhydrate einen geringeren Einfluss auf den Blutzucker, liefern länger Energie und ermöglichen eine bessere Blutzuckerkontrolle.

## 2.3 Verhältnis von Kohlenhydraten, Proteinen und Fetten:

Die Kombination von Kohlenhydraten mit geeigneten Proteinen und gesunden Fetten kann dazu beitragen, die Glukoseaufnahme zu reduzieren und so den Anstieg des Blutzuckers zu reduzieren. Wir werden uns mit den Vorteilen befassen, die es mit sich bringt, mageres Eiweiß wie Huhn, Fisch und Tofu sowie gesunde Fette wie Nüsse, Samen, Avocados und Olivenöl in Ihre Ernährung aufzunehmen.

## 2.4 Essensplanung und Portionskontrolle:

Die Aufrechterhaltung der Portionskontrolle ist der Schlüssel zur wirksamen Regulierung des Blutzuckers. Wir erläutern praktische Vorschläge und Methoden zur Portionsverwaltung, z. B. die Verwendung kleinerer Gerichte, das Abmessen von Portionen und die Berücksichtigung der Portionsgrößen beim Essen im Restaurant. Wir werden auch die Notwendigkeit einer Essensplanung und der Zubereitung ausgewogener Mahlzeiten mit einer Reihe von Nährstoffen untersuchen, um den Blutzuckerspiegel den ganzen Tag über stabil zu halten.

2.5 Funktion der Faser:

Ballaststoffe sind für ihre vielen gesundheitlichen Vorteile bekannt, darunter auch für ihre Fähigkeit, die Blutzuckerregulierung zu verbessern. Wir werden den Einfluss löslicher und unlöslicher Ballaststoffe auf die Verdauung und das Blutzuckermanagement untersuchen. Sie erfahren mehr über ballaststoffreiche Lebensmittel und wie Sie diese in Ihre Mahlzeiten integrieren können, um die Blutzuckerkontrolle zu verbessern.

2.6 Flüssigkeitszufuhr und Blutzuckerkontrolle:

Eine ausreichende Flüssigkeitszufuhr ist wichtig für die allgemeine Gesundheit, einschließlich der Blutzuckerkontrolle. Wir werden über die Bedeutung von Wasser und seine Wirkung auf den Blutzucker sprechen. Wir besprechen auch die Auswirkungen von zuckerhaltigen Getränken und Alkohol auf den Blutzucker und geben praktische Vorschläge für die Auswahl besserer Getränke.

Abschluss:

In Kapitel 2 haben Sie viel über die Funktion der Ernährung bei der Blutzuckerkontrolle gelernt. Sie können fundierte Ernährungsentscheidungen treffen, wenn Sie verstehen, wie verschiedene Nährstoffe, insbesondere Kohlenhydrate, Proteine und Fette, den Blutzuckerspiegel beeinflussen. Ausgewogene Kohlenhydrate, ballaststoffreiche Mahlzeiten, Portionskontrolle und Aufrechterhaltung der Flüssigkeitszufuhr sind wichtige Bestandteile einer ausgewogenen Ernährung, die einen stabilen Blutzuckerspiegel fördert. Die Bedeutung regelmäßiger körperlicher Bewegung und ihre positiven Auswirkungen auf die Blutzuckerregulierung werden im nächsten Kapitel besprochen. Lassen Sie uns also diesen Weg zu optimaler Gesundheit fortsetzen, bei dem Ernährung und Lebensstil zusammenkommen, um ein ausgewogenes und zufriedenstellendes Leben zu ermöglichen.

# Kapitel 3

## Die Vorteile körperlicher Aktivität bei der Kontrolle des Blutzuckers

Einführung:

In Kapitel 3 werden wir uns mit den offensichtlichen Vorteilen von Bewegung zur Blutzuckerkontrolle befassen. Regelmäßige Bewegung und körperliche Aktivität tragen nicht nur dazu bei, ein gesundes Gewicht zu halten und die Herz-Kreislauf-Gesundheit zu fördern, sondern spielen auch eine wichtige Rolle bei der Blutzuckerkontrolle. Dieses Kapitel hilft Ihnen zu verstehen, wie sich verschiedene Formen körperlicher Aktivität auf die Blutzuckerkontrolle auswirken, und bietet praktische Techniken, um Bewegung in Ihren Alltag zu integrieren.

3.1 Vorteile von Bewegung zur Blutzuckerkontrolle:

Bewegung hat einen erheblichen Einfluss auf die Blutzuckerkontrolle. Körperliche Bewegung erhöht die Insulinsensitivität und ermöglicht es den Zellen, Glukose effizienter zu nutzen. Es fördert auch die Gewichtsabnahme, was die Blutzuckerkontrolle verbessert und das Risiko, an Typ-2-Diabetes zu erkranken, verringert. Darüber hinaus trägt Bewegung zur Verbesserung der Herz-Kreislauf-Gesundheit, des psychischen Wohlbefindens und des Blutzuckerspiegels bei. allgemeine Energie.

3.2 Sportarten und ihre Auswirkungen auf den Blutzucker:


Der Blutzuckerspiegel wird durch verschiedene Formen der körperlichen Betätigung unterschiedlich beeinflusst. Aerobic-Workouts wie zügiges Gehen, Laufen, Radfahren und Schwimmen tragen zur Kontrolle des Blutzuckers bei, indem sie die Insulinsensitivität erhöhen und die Glukoseaufnahme durch die Muskeln stimulieren. Krafttraining wie Gewichtheben und Körpergewichtsübungen können zur Regulierung des Blutzuckers beitragen, indem sie die Muskelmasse erhöhen, was den Glukosestoffwechsel unterstützt. Wir beleuchten die Vorteile von Aerobic- und Krafttraining und zeigen Ihnen, wie Sie einen umfassenden Fitnessplan in Ihren Alltag integrieren können.


3.3 Zeitpunkt und Dauer der Übung:


Auch der Zeitpunkt und die Dauer des Trainings können einen Einfluss auf den Blutzuckerspiegel haben. Sport vor und nach den Mahlzeiten kann helfen, den erhöhten Blutzuckerspiegel in den Griff zu bekommen, indem die Glukoseaufnahme und -verwertung gesteigert wird. Wir beraten Sie, wann Sie im Zusammenhang mit den Mahlzeiten Sport treiben sollten, um den optimalen Nutzen zu erzielen. Wir werden auch die empfohlene Dauer und Häufigkeit des Trainings überprüfen, um eine konsistente Blutzuckerkontrolle aufrechtzuerhalten.


3.4 Strategien zur Überwindung von Bewegungsbarrieren:


Manchmal kann es schwierig sein, Hindernisse zu überwinden und an einem regelmäßigen Fitnessprogramm festzuhalten. Wir besprechen typische

Bewegungshindernisse wie Zeitmangel, Motivation oder körperliche Einschränkungen und bieten praktische Lösungen für diese Probleme. Sie lernen, wie Sie sich realistische Ziele setzen, unterhaltsame Aktivitäten finden und Bewegung auf eine Weise in Ihren Alltag integrieren, die für Sie funktioniert.

3.5 Blutzuckerkontrolle während des Trainings:

Die Aufrechterhaltung eines stabilen Blutzuckerspiegels während des gesamten Trainings ist für Ihre Sicherheit und Leistung von entscheidender Bedeutung. Wir besprechen die Notwendigkeit, den Blutzucker vor, während und nach dem Training zu überprüfen, sowie Taktiken zur Vermeidung von Hypoglykämie (niedriger Blutzucker) und Hyperglykämie (hoher Blutzucker). beim Training. Dazu gehört es, die Medikamentendosierung zu ändern, gesunde Snacks zu sich zu nehmen und ausreichend Flüssigkeit zu sich zu nehmen.

3.6 Schaffung eines ausgewogenen Lebensstils: Synergie von Ernährung und körperlicher Aktivität:

Kapitel 3 endet mit der Hervorhebung der Bedeutung der Synergie zwischen Ernährung und Bewegung für die Regulierung des Blutzuckers. Sie verbessern Ihr Blutzuckermanagement und Ihr allgemeines Wohlbefinden, indem Sie eine ausgewogene Kapitel-2-Diät mit einem regelmäßigen Trainingsprogramm kombinieren. Wir sprechen darüber, wie Ernährung und Bewegung zusammenwirken, um den Blutzuckerspiegel stabil zu halten, und geben Ihnen einige praktische Strategien, wie Sie beides in Ihren Alltag integrieren können.

Abschluss:

Die unbestreitbare Wirkung von körperlicher Bewegung auf die Regulierung des Blutzuckers wurde in Kapitel 3 hervorgehoben. Regelmäßige Bewegung hat viele Vorteile, darunter eine verbesserte Insulinsensitivität, Gewichtskontrolle, Herz-Kreislauf-Gesundheit und – um es allgemein zu sagen – eine Verbesserung. Sie können von den positiven Vorteilen körperlicher Aktivität bei der Blutzuckerkontrolle profitieren, indem Sie Aerobic- und Krafttraining zu Ihrem Programm hinzufügen, Übungen effektiv planen und Hindernisse überwinden. Die Bedeutung von Stress- und Schlafmanagement für die Aufrechterhaltung eines stabilen Blutzuckerspiegels wird im nächsten Kapitel erörtert. Lassen Sie uns also diesen revolutionären Weg zu optimaler Gesundheit fortsetzen, bei dem die Elemente des Lebensstils zusammenwirken, um ein ausgeglichenes und erfülltes Leben zu ermöglichen.

# Kapitel 4

## Stressbewältigung und Schlaf für die Blutzuckerstabilität

Einführung:

In Kapitel 4 werden wir uns mit der oft übersehenen, aber wesentlichen Rolle von Stressbewältigung und Schlaf bei der Aufrechterhaltung eines stabilen Blutzuckerspiegels befassen. Chronischer Stress und Schlafmangel können einen großen Einfluss auf die Blutzuckerkontrolle haben. Daher ist es wichtig, ihre Folgen zu erkennen und geeignete Behandlungstechniken zu entwickeln. Sie können Ihr allgemeines Blutzuckermanagement und Ihr Wohlbefinden verbessern, indem Sie Stress reduzieren und sich auf regelmäßigen Schlaf konzentrieren.

4.1 Einfluss von Stress auf den Blutzuckerspiegel:

Stress, ob physisch, mental oder psychisch, führt dazu, dass der Körper mit einer Reihe hormoneller Reaktionen reagiert, die sich auf den Blutzuckerspiegel auswirken können. Stresschemikalien wie Cortisol und Adrenalin können zu einem Anstieg des Blutzuckers führen, da sich der Körper auf eine „Kampf-oder-Flucht"-Reaktion vorbereitet. Kurz- oder langfristiger Stress kann die Blutzuckerhomöostase stören und zu einer Insulinresistenz führen. Wir werden den Zusammenhang zwischen Stress und Blutzuckerfehlregulation untersuchen und Lösungen zur Stressbewältigung anbieten.

4.2 Methoden zur Stressbewältigung:

Um einen normalen Blutzuckerspiegel aufrechtzuerhalten, sind Strategien zur Stressbewältigung erforderlich. Wir sprechen über Achtsamkeitsmeditation, Atemtechniken, Yoga und Hobbys oder Aktivitäten, die der Entspannung dienen. Sie können die schädlichen Auswirkungen von Stress auf die Blutzuckerkontrolle verringern, indem Sie Maßnahmen zur Stressreduzierung in Ihren Tagesablauf integrieren.

4.3 Schlaf- und Blutzuckerkontrolle:

Schlafmangel kann den Hormonhaushalt des Körpers stören und sich negativ auf die Blutzuckerkontrolle auswirken. Schlafmangel wird mit einer erhöhten Insulinresistenz, hohem Blutzucker und einem erhöhten Risiko für die Entwicklung von Diabetes in Verbindung gebracht. Wir besprechen, wie wichtig es ist, erholsamen Schlaf zu priorisieren, und geben Vorschläge zur Verbesserung der Schlafhygiene und zur Entwicklung eines gesunden Schlafmusters.

## 4.4 Schlafvorschläge:

Wir besprechen praktische Tipps und Taktiken zur Verbesserung der Schlafqualität. Dazu gehört die Schaffung einer schlaffördernden Atmosphäre, die Einhaltung eines regelmäßigen Schlafrhythmus, die Reduzierung der Belastung durch elektronische Geräte vor dem Schlafengehen und das Praktizieren von Entspannungsmethoden. Sie können die Länge und Qualität Ihres Schlafes erhöhen, indem Sie diese Praktiken in Ihre Abendroutine integrieren, was sich positiv auf die Blutzuckerkontrolle auswirkt.

## 4.5 Techniken zur Blutzuckerkontrolle zwischen Geist und Körper:

Biofeedback, progressive Muskelentspannung und geführte Visualisierung sind Beispiele für Geist-Körper-Therapien, die bei der Kontrolle des Blutzuckers helfen können. Diese Techniken tragen zur Stressreduzierung, Entspannung und zum allgemeinen Wohlbefinden bei. Wir besprechen die Vorteile der Integration von Geist-Körper-Übungen in Ihren Alltag und wie Sie diese erfolgreich umsetzen können.

## 4.6 Ein ganzheitlicher Ansatz zur Blutzuckerkontrolle:

In Kapitel 4 wird weiter hervorgehoben, wie wichtig es ist, eine umfassende Strategie zur Blutzuckerkontrolle einzuführen, die auch andere Variablen als Ernährung und Bewegung berücksichtigt. Sie verfolgen einen umfassenden Ansatz zur Verbesserung Ihrer Blutzuckerkontrolle und Ihrer allgemeinen Gesundheit, indem Sie Stressmanagement und einen Fokus auf erholsamen Schlaf einbeziehen.

Der Zusammenhang dieser Lebensstilvariablen und ihr kumulativer Einfluss auf die glykämische Stabilität werden hervorgehoben.


Abschluss:


In Kapitel 4 haben wir die Bedeutung von Stress- und Schlafmanagement für die Aufrechterhaltung eines stabilen Blutzuckerspiegels besprochen. Chronischer Stress und Schlafmangel können die Blutzuckerhomöostase beeinträchtigen und zu einer Insulinresistenz führen. Sie können Ihr Wohlbefinden noch weiter verbessern, indem Sie Taktiken zur Stressreduzierung anwenden, sich auf gesunden Schlaf konzentrieren und einen ganzheitlichen Ansatz zur Blutzuckerkontrolle verfolgen. Die Notwendigkeit einer häufigen Überwachung und eines Medikamentenmanagements für Diabetiker wird im nächsten Kapitel erörtert. Lassen Sie uns also diesen erhellenden Weg zu optimaler Gesundheit fortsetzen, bei dem Lebensstilvariablen und medizinische Behandlungen zusammenwirken, um ein ausgeglichenes und freudiges Leben zu ermöglichen.


# Kapitel 5

# Medikamentenmanagement und Blutzuckerüberwachung


Einführung:

In Kapitel 5 werden wir die Bedeutung einer häufigen Blutzuckermessung und Medikamenteneinnahme für Menschen mit Diabetes diskutieren. Die Überwachung des Blutzuckers und die richtige Medikamenteneinnahme sind für die Erreichung und Aufrechterhaltung eines guten Blutzuckermanagements unerlässlich. Sie können eine aktive Rolle bei der Aufrechterhaltung Ihres Blutzuckerspiegels und Ihrer allgemeinen Gesundheit übernehmen, indem Sie sich mit den vielen verfügbaren Überwachungstechniken, Zielbereichen und Verschreibungsalternativen vertraut machen.

Methoden zur Blutzuckerüberwachung:

Regelmäßige Blutzuckermessungen liefern wichtige Informationen über die Reaktion Ihres Körpers auf Nahrung, Aktivität, Medikamente und andere Variablen. Wir werden verschiedene Techniken zur Blutzuckerüberwachung besprechen, wie z. B. die Selbstüberwachung mit einem Blutzuckermessgerät zu Hause, Geräte zur kontinuierlichen Glukoseüberwachung (CGM) und Labortests. Sie erfahren mehr über die Vor- und Nachteile und die angemessene Häufigkeit jeder Technik, sodass Sie fundierte Entscheidungen über die beste Überwachungsstrategie für Ihre Situation treffen können.

5.2 Blutzucker-Zielbereiche:

Das Verständnis der angestrebten Blutzuckerwerte ist für die Aufrechterhaltung eines optimalen Blutzuckermanagements von entscheidender Bedeutung. Empfohlene Zielbereiche für den Nüchternblutzucker, den Blutzucker vor der Mahlzeit, den Blutzucker nach der Mahlzeit und die HbA1c-Werte werden besprochen. Sie erhalten ein umfassendes Verständnis der gewünschten

Blutzuckerziele und erfahren, wie diese dazu beitragen, das Risiko von Problemen zu verringern und eine langfristige Gesundheit zu erreichen.

5.3 Verabreichung von Medikamenten:

Medikamente sind für die Kontrolle des Blutzuckers bei Diabetikern sehr wichtig. Wir werden die vielen Formen von Diabetes-Medikamenten wie orale Pillen und Insulin sowie ihre Wirkmechanismen und die Notwendigkeit, die empfohlenen Behandlungsschemata einzuhalten, besprechen. Sie erfahren mehr über mögliche Nebenwirkungen von Medikamenten, wann Sie diese einnehmen sollten und wie Sie das Medikamentenmanagement in Ihren Alltag integrieren können.

5.4 Änderungen des Lebensstils und Medikamente:

Änderungen des Lebensstils wie Ernährung, Bewegung, Stressbewältigung und Schlaf wirken zusammen mit Medikamenten, um die Blutzuckerkontrolle zu verbessern. Wir werden untersuchen, wie sich Lebensstilvariablen auf die Wirksamkeit von Medikamenten auswirken können und welche Notwendigkeit es gibt, offen mit Gesundheitsexperten über Änderungen des Lebensstils zu kommunizieren. Wenn Sie den synergetischen Zusammenhang zwischen Lebensstiländerungen und Medikamentenmanagement verstehen, können Sie fundiertere Entscheidungen treffen und die Blutzuckerkontrolle verbessern.

Behandlung von Hypoglykämie und Hyperglykämie:

Hypoglykämie (niedriger Blutzucker) und Hyperglykämie (hoher Blutzucker) sind zwei mögliche Gefahren für Menschen mit Diabetes. Wir besprechen die Indikationen, Symptome und Behandlungsmöglichkeiten verschiedener

Erkrankungen. Sie erfahren, wie Sie Hypoglykämie mithilfe von Glukosequellen wie Pillen oder Snacks diagnostizieren und behandeln und wann Sie einen Arzt aufsuchen sollten. Ebenso werden wir Techniken zur Behandlung von hohem Blutzucker besprechen, wie z. B. Medikamentenanpassungen, Ernährungsumstellungen und Änderungen des Lebensstils.

5.6 Zusammenarbeit mit medizinischem Fachpersonal:

Für eine genaue Blutzuckerüberwachung und Medikamentenverwaltung ist die Zusammenarbeit mit Gesundheitsexperten wie Ärzten, Krankenschwestern, Ernährungsberatern und Diabetesberatern erforderlich. Wir sprechen über regelmäßige Kontrolluntersuchungen, ehrliches Besprechen von Blutzuckertrends, Änderungen an Medikamenten und die Suche nach professioneller Hilfe bei Bedarf. Sie können Ihr Blutzuckermanagement und Ihr allgemeines Wohlbefinden verbessern, indem Sie aktiv mit Ihrem Gesundheitsteam zusammenarbeiten.

Abschluss:

Die Bedeutung der Blutzuckerüberwachung und des Medikamentenmanagements für Menschen mit Diabetes wurde in Kapitel 5 hervorgehoben. Sie können die Kontrolle Ihres Blutzuckers selbst in die Hand nehmen und das Risiko von Problemen verringern, indem Sie den Blutzuckerspiegel regelmäßig kontrollieren, die Zielbereiche kennen und Medikamente richtig verwalten. Die Zusammenarbeit mit Gesundheitsdienstleistern und die Übernahme erforderlicher Änderungen des Lebensstils verbessert die Wirksamkeit des Medikamentenmanagements. Die Bedeutung von Unterstützungsnetzwerken und Selbstfürsorge für die Aufrechterhaltung eines langfristigen Blutzuckermanagements wird im nächsten Kapitel erörtert. Lassen Sie uns also diesen stärkenden Weg zu optimaler Gesundheit fortsetzen, auf dem Information,

Zusammenarbeit und Ermächtigung zusammenkommen, um ein ausgeglichenes und erfülltes Leben aufzubauen.


# Kapitel 6

## Unterstützungssysteme für die langfristige Blutzuckerkontrolle und Selbstfürsorge


Einführung:


In Kapitel 6 schauen wir uns an, wie Unterstützungsnetzwerke und Selbstfürsorge Ihnen dabei helfen können, den Blutzuckerspiegel langfristig im Griff zu behalten. Das Leben mit Diabetes kann schwierig sein, aber mit der richtigen Unterstützung und Selbstpflegetechniken können Sie den Weg leichter machen. Sie können eine optimale Blutzuckerkontrolle aufrechterhalten und ein zufriedenstellendes Leben mit Diabetes führen, indem Sie ein starkes Unterstützungsnetzwerk aufbauen, Selbstfürsorgepraktiken anwenden und Ihrem Wohlbefinden Priorität einräumen.


6.1 Der Wert von Unterstützungssystemen:

Menschen mit Diabetes profitieren stark von einem Unterstützungssystem. Wir werden über die vielen Arten der verfügbaren Unterstützung sprechen, z. B. durch Familie, Freunde, medizinisches Fachpersonal und Diabetes-Selbsthilfegruppen. Sie lernen, Ihre Bedürfnisse auszudrücken, bei Bedarf um Hilfe zu bitten und die emotionale, pädagogische und praktische Unterstützung Ihres Netzwerks zu nutzen.

6.2 Richten Sie ein Unterstützungssystem ein:

Zum Aufbau eines Unterstützungsnetzwerks gehört die aktive Suche nach Menschen, die Verständnis, Ermutigung und Anleitung bieten können. Wir werden nach Möglichkeiten suchen, Ihr Unterstützungsnetzwerk aufzubauen, indem wir beispielsweise Diabetes-Selbsthilfegruppen besuchen, in Online-Foren interagieren und offene Diskussionen mit Ihren Lieben führen. Sie können Ihr geistiges Wohlbefinden verbessern und Ihren Diabetes unter Kontrolle bringen, indem Sie sich mit Menschen umgeben, die Ihren Weg verstehen.

6.3 Selbstpflegetechniken:

Selbstfürsorge ist der Schlüssel zur Behandlung von Diabetes und zur Kontrolle des Blutzuckers. Wir werden über verschiedene Selbstpflegemethoden sprechen, die das körperliche, emotionale und geistige Wohlbefinden verbessern. Dazu gehören eine ausgewogene Ernährung, die Teilnahme an regelmäßigen körperlichen Übungen, der erfolgreiche Umgang mit Stress, die Priorisierung des Schlafs und die Integration von Entspannungsmethoden in die Routine. Sie werden entdecken, wie Selbstpflegeaktivitäten das Blutzuckermanagement und die allgemeine Lebensqualität verbessern können.

Diabetes und emotionales Wohlbefinden:

Die Regulierung des Blutzuckers ist eng mit dem emotionalen Wohlbefinden verbunden. Wir werden die emotionalen Komponenten von Diabetes untersuchen, wie zum Beispiel die Auswirkungen von Stress, Angstzuständen, Depressionen und diabetesbedingtem Leiden. Sie lernen, mit diesen Emotionen umzugehen, bei Bedarf professionelle Hilfe in Anspruch zu nehmen und Ansätze zur Stressbewältigung in Ihren Alltag zu integrieren. Die Verbesserung Ihres geistigen Wohlbefindens kann Ihnen helfen, Ihren Blutzucker besser zu regulieren.

6.5 Diabetes und Lebensstiländerungen:

Das Leben mit Diabetes erfordert oft eine Änderung des Lebensstils. Wir besprechen häufig auftretende Schwierigkeiten und bieten Lösungen an. Dazu gehört die Kontrolle von Diabetes auf Reisen, das Aushandeln sozialer Rahmenbedingungen und die Anpassung an veränderte Gewohnheiten oder Orte. Wenn Sie sich mit den richtigen Hilfsmitteln und Informationen ausrüsten, können Sie diese Änderungen des Lebensstils erfolgreich bewältigen und gleichzeitig eine hervorragende Blutzuckerkontrolle aufrechterhalten.

6.6 Erfolge erkennen und motiviert bleiben:

Für eine langfristige Blutzuckerkontrolle sind die Anerkennung Ihrer Leistungen und die Aufrechterhaltung der Motivation unerlässlich. Wir werden darüber sprechen, wie wichtig es ist, kleine Erfolge zu feiern und realistische Ziele zu setzen. Sie erfahren, wie Sie motiviert bleiben, Ihre Fortschritte messen und positive Verstärkung in Ihre Reise einbeziehen. Sie können eine positive Einstellung bewahren und sich weiterhin für Ihre Blutzuckerkontrolle einsetzen, indem Sie Ihre Erfolge anerkennen und applaudieren.

Abschluss:

In Kapitel 6 wurde die Notwendigkeit von Unterstützungs- und Selbstfürsorgenetzwerken zur Aufrechterhaltung einer langfristigen Blutzuckerkontrolle hervorgehoben. Der Aufbau eines starken Unterstützungsnetzwerks, die Ausübung von Selbstfürsorge und die Priorisierung von Wellness-Emotionen sind wesentliche Bestandteile einer erfolgreichen Diabeteskontrolle. Sie können die Hürden von Diabetes mit Zuversicht meistern und eine optimale Blutzuckerkontrolle aufrechterhalten, indem Sie um Hilfe bitten, Selbstfürsorgepraktiken praktizieren und Ihre Erfolge feiern. Im letzten Kapitel werden wir über Ihren Weg der Transformation nachdenken und einige abschließende Ideen liefern, wie Sie mit Diabetes ein gesundes und zufriedenstellendes Leben führen können. Begleiten Sie mich auf dieser kraftvollen Reise zu optimaler Gesundheit, auf der Unterstützung, Selbstfürsorge und Belastbarkeit zu einem Leben voller Wohlbefinden und Freude führen.

# Kapitel 7

# Überlegungen zu einem ausgeglichenen und erfüllten Leben als Diabetiker

Einführung:

In Kapitel 7 nehmen wir uns die Zeit, über den bemerkenswerten Weg nachzudenken, den Sie unternommen haben, um Ihren Blutzuckerspiegel zu regulieren und ein ausgeglichenes und erfülltes Leben mit Diabetes zu führen. In diesem Buch haben wir uns mit Ernährung, Bewegung, Stressbewältigung, Medikamentenmanagement, Unterstützungsnetzwerken und Selbstpflegepraktiken im Zusammenhang mit der Blutzuckerkontrolle befasst. Jetzt ist es an der Zeit, alles zusammenzufassen und über die gewonnenen Erkenntnisse, die erzielten Fortschritte und den weiteren Weg zum weiteren Erfolg nachzudenken.

7.1 Reiseannahme:

Diabetes ist ein lebenslanges Abenteuer, das ständiges Lernen und Anpassungsfähigkeit erfordert. Wir sprechen über die Hindernisse, auf die Sie gestoßen sind, die Hartnäckigkeit, die Sie gezeigt haben, und das persönliche Wachstum, das Sie dabei erlebt haben. Sie können eine positive Einstellung entwickeln, die Sie voranbringt, indem Sie die Reise genießen und sie als Chance für Fortschritt und Selbstfindung sehen.

7.2 Achtsamkeit und Dankbarkeit:

Das Praktizieren von Dankbarkeit und Achtsamkeit kann Ihr allgemeines Wohlbefinden erheblich verbessern. Wir sprechen darüber, wie Sie die Wertschätzung von Vorteilen in Ihrem Leben fördern und Achtsamkeitsübungen nutzen können, um präsent und geerdet zu bleiben. Indem Sie diese Techniken in Ihren Alltag integrieren, können Sie Freude an den kleinen Dingen finden und die Höhen und Tiefen des Lebens mit Diabetes mit Anmut und Ausdauer meistern.

## 7.3 Zielsetzung und Überprüfung:

Das Setzen von Zielen ist ein wichtiger Aspekt bei der Aufrechterhaltung des Blutzuckermanagements und der persönlichen Entwicklung. Wir werden sehen, wie Sie SMARTe (spezifische, messbare, erreichbare, relevante und zeitgebundene) Ziele entwickeln, die mit Ihren Zielen und Werten übereinstimmen. Wir berücksichtigen auch die Notwendigkeit, Ihre Ziele regelmäßig zu bewerten und zu ändern, um sie an Ihre sich ändernden Bedürfnisse und Umstände anzupassen.

## 7.4 Entwickeln Sie Selbstmitgefühl:

Das Leben mit Diabetes kann manchmal schwierig sein und Selbstmitgefühl ist entscheidend. Wir werden den Begriff des Selbstmitgefühls untersuchen und über Möglichkeiten sprechen, Freundlichkeit, Akzeptanz und Selbstfürsorge zu üben. Sie können Rückschläge belastbar ertragen und eine gesunde Verbindung zur Behandlung Ihres Diabetes aufrechterhalten, wenn Sie freundlich und einfühlsam mit sich selbst umgehen.

## 7.5 Unterstützung und Community-Akzeptanz:

Langfristiger Erfolg erfordert die Aufrechterhaltung eines Unterstützungsnetzwerks und die Interaktion mit der Diabetes-Community. Wir sprechen über die Beziehungen, die Sie geknüpft haben, über die Hilfe, die Sie erhalten haben, und darüber, wie Sie anderen, die mit ähnlichen Problemen konfrontiert sind, etwas zurückgeben können. Sie können aus den kollektiven Erfahrungen anderer Kraft, Inspiration und Wissen gewinnen, indem Sie Hilfe annehmen und sich aktiv in der Diabetes-Community engagieren.

7.6 Gesunde Gewohnheiten beibehalten:

Die Beibehaltung der guten Verhaltensweisen, die Sie sich dabei angeeignet haben, ist der Schlüssel für eine langfristige Blutzuckerkontrolle. Wir besprechen Taktiken für gesunde Ernährung, ausreichend Bewegung, Stressbewältigung und die Einhaltung von Medikamenten. Wenn Sie diese Praktiken in Ihren Alltag integrieren, können Sie einen dauerhaften Erfolg bei der Regulierung Ihres Blutzuckerspiegels und Ihres allgemeinen Wohlbefindens sicherstellen.

Abschluss:

Kapitel 7 stellt den Abschluss Ihrer Reise zu einem ausgeglichenen und sinnvollen Leben mit Diabetes dar. Sie haben sich die Fähigkeiten und die Denkweise angeeignet, die erforderlich sind, um Herausforderungen bei der Blutzuckerkontrolle mit Belastbarkeit und Entschlossenheit durch Selbstbeobachtung, Dankbarkeit, Achtsamkeit, Zielsetzung, Selbstmitgefühl und kontinuierliche Unterstützung zu meistern. Denken Sie daran, dass dies eine lebenslange Verpflichtung für Ihre Gesundheit und Ihr Wohlbefinden ist und kein Ziel. Akzeptieren Sie die Lektionen, die Sie gelernt haben, genießen Sie Ihre Erfolge und blicken Sie mit Zuversicht und Hoffnung in die Zukunft. Mit Diabetes können Sie ein erfülltes und sinnvolles Leben führen, und ich wünsche Ihnen viel Erfolg auf diesem Weg der Transformation.

Blick nach vorn: Neue Möglichkeiten eröffnen

Einführung:

In Kapitel 8 werfen wir einen Blick in die Zukunft und erkunden zukünftige Möglichkeiten, den Blutzuckerspiegel zu regulieren und ein erfülltes Leben mit Diabetes zu führen. Sie haben in diesem Buch nützliche Informationen aufgenommen, wichtige Fähigkeiten erlernt und eine belastbare, selbstfürsorgende Denkweise entwickelt. Jetzt ist es an der Zeit, hoffnungsvoll in die Zukunft zu blicken, sich mit den Möglichkeiten zu wappnen, die sich Ihnen bieten, und den Weg zu nachhaltigem Fortschritt und Wohlbefinden einzuschlagen.

8.1 Fortschritte im Diabetes-Management nutzen:

Die Diabetesversorgung ist ein sich ständig erweiterndes Thema, bei dem ständig neue Technologien, neue Medikamente und neue Behandlungstechniken entwickelt werden. Wir werden darüber sprechen, wie wichtig es ist, über die neuesten Fortschritte im Blutzuckermanagement auf dem Laufenden zu bleiben und neue Chancen zu nutzen. Sie können von den neuesten verfügbaren

Technologien und Taktiken profitieren, indem Sie offen für neue Ideen bleiben und eng mit Ihrem Gesundheitsteam zusammenarbeiten.

8.2 Das Potenzial der Technologie nutzen:

Technologie ist bei der Behandlung von Diabetes wichtig, da sie kreative Möglichkeiten zur Kontrolle des Blutzuckers bietet. Wir werden untersuchen, wie digitale Gesundheitstools, Smartphone-Apps und tragbare Geräte verwendet werden können, um den Blutzucker zu überprüfen, Lebensstilverhalten zu verwalten und auf Lehrmaterialien zuzugreifen. Wenn Sie verstehen, wie Sie Technologie zu Ihrem Vorteil nutzen können, können Sie fundiertere Entscheidungen treffen und bei Ihrer Diabetesversorgung auf dem richtigen Weg bleiben.

8.3 Bildung und Interessenvertretung:

Sich selbst und andere aufzuklären und sich für sie einzusetzen, ist eine wirkungsvolle Strategie, um die Zukunft der Diabetesversorgung zu beeinflussen. Wir werden darüber sprechen, wie wichtig es ist, das Bewusstsein zu schärfen, sich für einen besseren Zugang zu Gesundheitsdiensten einzusetzen und an Diabetesprojekten und -forschung teilzunehmen. Sie können die Diabetes-Community positiv beeinflussen und dazu beitragen, den Bereich des Diabetes-Managements voranzutreiben, indem Sie Ihr Fachwissen und Ihre Erfahrungen teilen.

8.4 Persönliche Entwicklung und Neuerfindung:

Diabetes bietet eine Chance für persönliches Wachstum und Neuerfindung. Wir werden sehen, wie wir Veränderungen annehmen, neue Ziele schaffen und neue Hobbys und Interessen entdecken können. Sie können Ihre inneren Stärken nutzen und die Chancen eines erfüllten Lebens außerhalb der Grenzen von Diabetes nutzen, indem Sie Diabetes als Katalysator für persönliches Wachstum betrachten.

8.5 Resilienz aufbauen:

Resilienz ist eine Grundeigenschaft, die es Menschen ermöglicht, Hindernisse zu überwinden und angesichts von Widrigkeiten erfolgreich zu sein. Wir werden über Ihre Widerstandsfähigkeit auf dieser Reise nachdenken und Methoden bereitstellen, um diese lebenswichtige Eigenschaft zu stärken. Sie können die Höhen und Tiefen der Blutzuckerkontrolle mit Selbstvertrauen, Flexibilität und festem Vertrauen in Ihre Fähigkeit, Hindernisse zu überwinden, meistern, wenn Sie Ihre Belastbarkeit kultivieren.

8.6 Genießen Sie Ihre Reise:

Kapitel 8 endet mit einem Toast auf Ihre bisherigen Erfolge. Wir werden über die Fortschritte nachdenken, die Sie gemacht haben, über die Lektionen, die Sie gelernt haben, und über die Erfolge, die Sie erreicht haben. Indem Sie Ihre Fortschritte anerkennen und feiern, können Sie Ihre Motivation steigern, Ihr Engagement für die Blutzuckerkontrolle verstärken und den Grundstein für eine Zukunft voller Gesundheit, Spaß und Zufriedenheit legen.

Abschluss:

In Kapitel 8 haben wir uns mit der Idee befasst, zukünftige Möglichkeiten zur Regulierung des Blutzuckers und für ein zufriedenstellendes Leben mit Diabetes zu antizipieren und zu aktivieren. Sie können den Weg zu dauerhafter Stärkung und Wohlbefinden einschlagen, indem Sie Verbesserungen im Diabetes-Management anstreben, die Leistungsfähigkeit der Technologie nutzen, Veränderungen vorantreiben, die persönliche Entwicklung fördern und Resilienz aufbauen. Resilienz. Denken Sie daran, dass Sie die Möglichkeit haben, Ihre Zukunft zu beeinflussen und ein Leben voller Spaß, Sinn und optimaler Blutzuckerkontrolle zu führen. Ergreifen Sie auf Ihrem Weg die Chancen, die auf Sie warten, und möge Ihr Weg mit unbegrenzten Möglichkeiten und einem tiefen Gefühl der Zufriedenheit erfüllt sein.

## Abschluss:

Als Ergebnis Ihres Bestrebens, Ihren Blutzuckerspiegel zu regulieren, haben Sie eine Fülle von Informationen und praktischen Möglichkeiten erhalten, sich selbst zu stärken und ein gesundes, sinnvolles Leben zu führen. Wir haben uns in diesem Buch mit den Grundlagen der Blutzuckerkontrolle, der Rolle körperlicher Aktivität, Stressbewältigungstechniken, Medikamentenmanagement, der Bedeutung von Unterstützungssystemen und Selbstfürsorge, Überlegungen zu Ihrer Reise und der Perspektive zukünftiger Möglichkeiten befasst.

Sie haben gelernt, wie Sie fundierte Lebensmittelentscheidungen treffen können, die Stabilität und Gesundheit fördern, indem Sie den Einfluss von Lebensmitteln auf den Blutzucker verstehen. Regelmäßige Bewegung hat nicht nur zur Regulierung Ihres Blutzuckers beigetragen, sondern auch Ihr allgemeines Wohlbefinden verbessert. Sie haben die Hürden von Diabetes mit Beharrlichkeit und einer guten Einstellung durch wirksame Stressbewältigungspraktiken überwunden.

Sie verstehen jetzt die vielen verfügbaren Arzneimittelalternativen und wissen, wie wichtig es ist, die empfohlenen Behandlungsschemata zu befolgen. Es wurde die Bedeutung von Unterstützungsnetzwerken und Selbstpflegetechniken auf Ihrem Diabetes-Weg hervorgehoben, die es Ihnen ermöglichen, ein starkes Netzwerk aufzubauen und Ihrem geistigen und körperlichen Wohlbefinden Priorität einzuräumen.

Das Nachdenken über Ihre Reise hat Ihnen die Möglichkeit gegeben, Ihre Erfolge zu würdigen und Ihren persönlichen Fortschritt anzuerkennen. Für die Zukunft verfügen Sie über das Wissen und die Fähigkeiten, um Innovationen im Diabetes-Management zu nutzen, die Leistungsfähigkeit der Technologie zu nutzen und durch Öffentlichkeitsarbeit und Aufklärung einen Beitrag zur Diabetes-Community zu leisten.

Denken Sie daran, dass die Regulierung Ihres Blutzuckerspiegels eine lebenslange Verantwortung ist, wenn Sie dieses Buch gelesen haben. Es erfordert ständige Selbsterkenntnis, Bildung und Veränderung. Wenn Sie die in diesen Kapiteln vermittelten Methoden und Ideen anwenden, sind Sie gut darauf vorbereitet, mit den möglicherweise auftretenden Problemen umzugehen und die Möglichkeiten eines ausgeglichenen und zufriedenstellenden Lebens zu nutzen.

Arbeiten Sie immer eng mit Ihrem Gesundheitsteam zusammen, testen Sie regelmäßig Ihren Blutzucker und bitten Sie Ihre Lieben und die Diabetes-Community um Unterstützung. Ihr Weg ist einzigartig und Sie können Herausforderungen meistern, eine optimale Blutzuckerkontrolle erreichen und mit den Informationen und der Ermächtigung, die Sie gelernt haben, ein Leben voller Gesundheit, Glück und Zufriedenheit genießen.

Herzlichen Glückwunsch zu Ihrer Entschlossenheit, Ihren Blutzucker zu regulieren und ein gesundes Leben zu führen. Lassen Sie sich auf Ihrem weiteren Weg zu langfristigem Wohlbefinden von diesem Buch als Leitfaden und Inspiration dienen. Ich wünsche Ihnen ein gesundes und glückliches Leben mit einer guten Blutzuckerkontrolle.

www.ingramcontent.com/pod-product-compliance
Lightning Source LLC
Chambersburg PA
CBHW081637250726

48657CB00009B/2928